日本居住福祉学会

居住福祉ブックレット

6

地場工務店とともに

健康住宅普及への途

山本里見

Yamamoto, Satomi

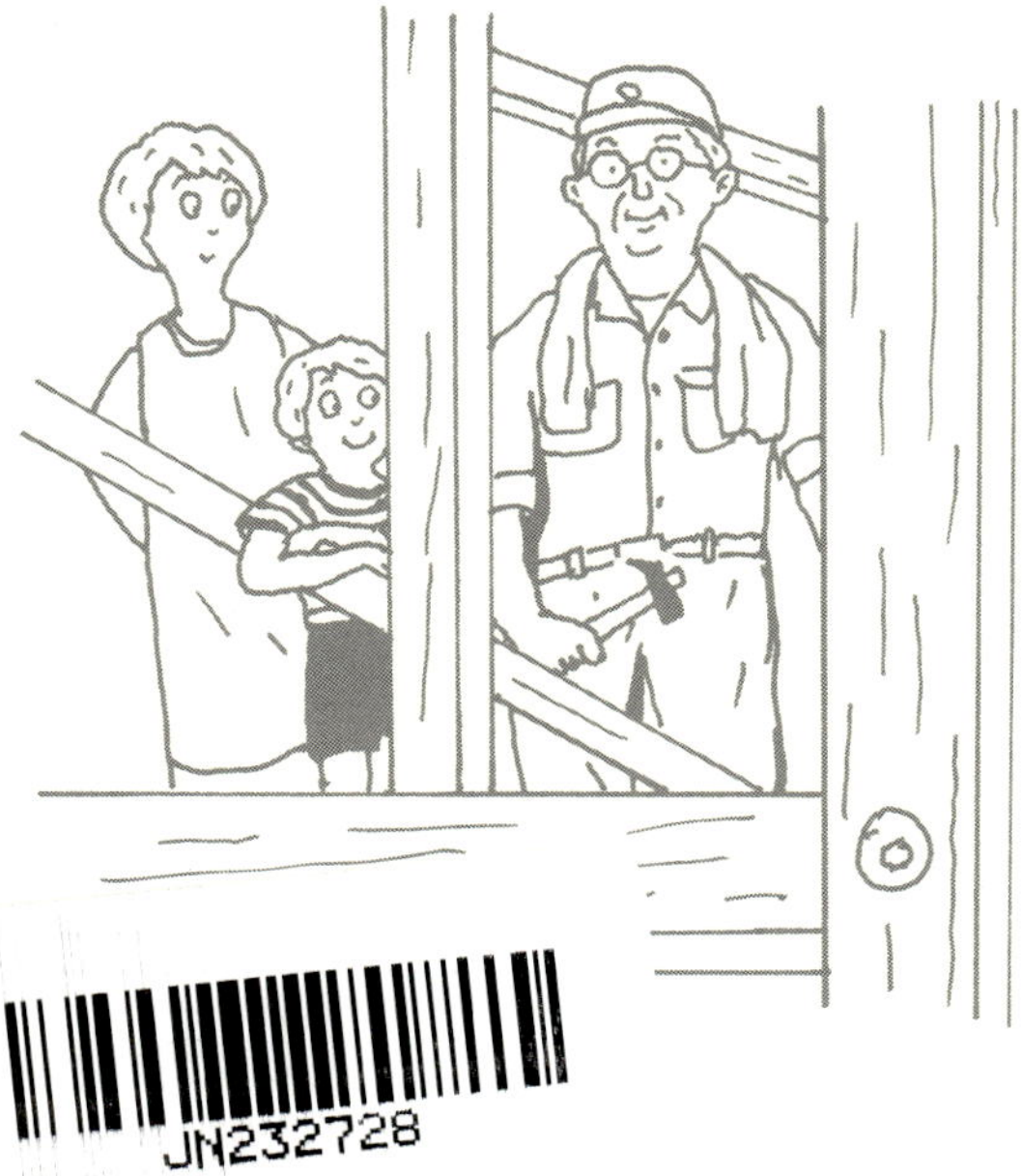

JN232728

東信堂

はじめに

約一八年間、地場工務店とともに、安全で健康な暮らしのできる長寿命住宅、すなわち、健康住宅の普及に努めてきた。普及促進には、健康住宅のよさ、求められる理由などを理解してもらうことが必要になるが、その対象としては、住み手（これから建てる人を含め）と工務店（地域の工務店およびその地域で活躍している建築士の両者をさす）の両者がある。仲間とともに進めてきたセミナー、地場工務店の組織化などで、健康住宅普及に貢献できたと考えている。地場工務店のあるべき姿を模索してきた結果ともいえる。本書では、工務店の中でも、意識、技術の高い方々を地場工務店と表現する。

健康住宅普及率の実態を把握するのむずかしい。しかし、健康住宅の典型的な例であるオール電化住宅の普及率をみると、東北六県および新潟県下（東北電力㈱の主営業範囲）ではすでに戸建住宅着工戸数の二四・七%（二〇〇五年三月までの一年間）を占めており、二〇〇一年からの四年間にその戸数（戸建住宅）が二倍にと増えている。[1]

工務店は地域密着型なので、その規模は大きくない場合が多い。地域ごとに気候、住文化、習慣が異なるので、住宅も当然地域で異なったものになるはずで、その多様性に対応できるのが地場工務店だと考えている。それに、予防医学の砦になるのが地場工務店だとも信じている。また、大工職をはじめとする、職人技術の伝承に貢献しているのも見逃せない。だから、私は地場工務店を応援している。

工務店は二十万社もあるといわれた時代があったが、いまは大幅に少なくなった。しかし、生き残ったのは、偶然残ったわけではない。生き残る努力を惜しまなかっただけである。施主の暮らしを考え、自社のこだわりをもち続けてきている。今後、少子社会になるので、競争はさらに激しくなるだろう。トーナメント方式での勝ち抜き戦のように、一回戦に勝っても次に二回戦が待っている。

私は新日本製鉄株式会社社員から国立秋田工業高等専門学校教授に転職したが、建築関係に関わった経験はなく、[2]化学関係の仕事で給料をもらってきた。その私が住宅に関心をもつようになり、住関係の本を二冊も自費出版するまでになったのは、次のような経緯からである。

北九州市から秋田市に転居し、借家で迎えたはじめての冬は、寒さとの戦いであった。秋田には一二年間しかいないのがわかっていながら、地場工務店で家を建てた。寒さで病気になりそうな予感がしたからだ。

〝寒くない家〟の条件で建ったのが、全館暖房の家だった。引渡し時には、品質証明書と取扱説明書をくれと云ったら、「そんなものはない」と断られた。数千万円もかけているのに、そんな返事が私には信じられなかった。こちらのいい分にも理があると感じた担当者は、「今後つくりますから、お宅でデータをとってくれませんか」と逆提案してきた。

そのひとことに私も乗せられ、それが地場工務店との付き合いの始まりであった。自宅の性能（家の一二〇箇所に熱電対を貼り付けた）を測り始め、さらには、市内、県内の住宅で室内温熱環境を測定しだした。際限なく検討テーマが見つかり、もう前に進むしかない。

定年退職後、仙台市に居を移すさいに妻が云った。「この家だけは、仙台に連れて行きたいね」と。それだけ、私どもは家に守られたし、家も大事にした。こんな感覚をもつと、家に対する見方も変わってくる。

これから家を建てようとする人々や、地場工務店と付き合っていくうちに、大きな疑問がでてきた。建てた家に住むのは人である。それなら、どうして人のからだにもっと注意を払わないのだろうか。人は野生の動物に比べると、はるかに抵抗力は弱い。その人が、安全、健康に暮らすには、家はどんな機能をもつべきかが、検討されてきたのだろうか。生理学、医学、人間工学、心理学などの面から、どのように考えてきたのだろうか。

現実には、家の中で多くの事故があり、毎年一万人以上が亡くなっている。しかも、その大部分は高齢者だから、今後その数は増えていくだろう。人が行動すれば、必ず事故を起こすことはよく知られている。では、それへの対応をどう考えているのだろう。高齢者の住宅には一部配慮されているが、幼児、病人など弱者は他にもいるはずだ。どうも、住む側よりも、建てる側から考えた家づくりになっているような気がしてならない。

そんな折にめぐりあったのが、神戸大学名誉教授早川和男先生の一連の著書で、私の疑問がはっきりと形をあらわしてきた。その答えを求めているうちに、私は元気な地場工務店に囲まれるようになった。

目　次／地場工務店とともに：健康住宅普及への途

地場工務店とともに：健康住宅普及への途

一、日本の住宅の問題点

生活の器である家によって、人の暮らしがどう変わるかについて理解されているとはいえないし、情報も十分とはいえない。住宅を建てることが仕事の工務店ですら理解しておらず、〝とにかく注文どおりの家を建てればいい〟と考えている。施主も施主で、価格、外観、広さにばかりこだわる人が多い。こんなことで、いいのだろうか。

日本の住宅の問題点を取り上げてみよう。

1　住宅内事故での死亡者が多い

不慮の事故での死亡者のうち、家庭内での死亡者数は一二、一五二人（二〇〇六年）で、高齢者（六五歳以上）はその七七・五％を占めている。[4] この数字には、事故で入院したが、別の原因で死亡した数は含まれていない。死亡までには至らなかったが、このような事故で入院した数はこの約百倍と推定されている。

原因別の死者数をまとめると**表1**のようになる。浴槽内での溺死、溺水による死者が多いのにおどろかされる。そのほかの大部分も住宅そのものが原因といってもよく、この期間の路上での高齢者交通事故死者三、七八九人と比較すると、その異常さを理解できる。

浴槽内での溺死、溺水による死者数は急激に増えており、平成七年からの一一年間になんと三割も増えている。これからの高度高齢社会では、ますます増えると予測してもいいのだろう。けっして、他人事ではない。

表1　家庭内事故の原因とそれによる高齢者死者数（2006年：人）[5]

浴槽内での溺死・溺水	2,938
スリップ、つまづきによる同一平面上での転倒	890
建物または建物内の管理されていない火への曝露	680
階段、ステップからの転倒およびその上での転倒	321

注）〝気道閉塞を生じた食物の誤嚥〟は除いた。

このほかに、入浴中に循環器系の持病などが悪化して死亡する例も多い。実態は明らかではないが、東京都内での調査から全国での死亡者数を推定すると一万四千人（一九九八年）にもなるといわれている。[6] 事故死の半数以上は一二～三月の四カ月に集中しており、浴室と居間との温度差が心臓に大きな負担となるためとされている。

住宅内には危険な箇所も多く、バリアフリー対策だけでは事故を防げないのが実情である。また、怪我ですんだとしても、高齢者はその後寝たきりになる例も多い。人の動き、運動能力から家の設備仕様の再検討が必要になる。

2　家が原因の病気

家が原因で病気になることも多い。ホルムアルデヒドなどの揮発性有機化合物によるだけでなく、一酸化炭素（CO）、窒素酸化物（NO_x）、ダニ、カビ、タバコの煙などと、その原因はさまざまである。一酸化炭素、窒素酸化物は燃料ガス、灯油などが燃えると発生する有毒ガスで、血液中のヘモグロビンと結びつき、からだへの酸素供給を妨げるので酸欠状態になる。ダニ、カビはハウスダストの主構成物で、ぜん息、アレルギーなどの原因のひとつとなっている。これらは室内の空気に含まれており、呼吸するたびにからだに取り入れている。
人は食べ物、飲み物、空気を体内に取り入れ、生きている。おのおのの重量比をみると、食べ物：七%、飲み物：八%に対し、空気がなんと八五%、しかも、家庭内の空気が全体の五七%(空気の六六%)と大きな比率を占めている。[7] 室内空気汚染による被害が大きいのも、ここに理由がある。健康食品、健康飲料に関心の高い人は多いが、これだけ多くからだに取り入れる空気の質には、あまり関心がないのが実情である。住宅内の空気質を重視し、健康空気のもとでの暮らしを目標にしているのが、健康住宅である。

寒くなると、人は火にあたる。冷えたからだが温まり、気分が良くなる。からだが冷えるのは、よくないからだ。体が冷えて体温が下がると、白血球のはたらきが低下し、免疫力が低下するといわれている。[8] 温度差の大きい場所を行き来するだけで、体にはストレスとなるので、寒いところには行きたくなくなる。寒い時期には、家の中で歩く機会が少なくなり、高齢者では運動不足から足腰の萎《な》えにつながる。

3　短命の住宅

日本の木造住宅の建替えまでの期間は短い。住宅金融公庫での調査例によると、築後一五～三四年で七〇%が建て替えている。[9] 施主も工務店も、住宅を恒久財産と考えていないことに原因があるのだろう。施主の経済的負担だけでなく、資源の浪費、建設廃棄物量の増加、ひいては地球環境保全の面からも大きな問題である。

二、健康住宅とはなにか

これらの問題点を解決しようとして、提案しているのが健康住宅である。健康住宅の要件として、私たちは以下をあげている。

①快適な住み心地
②住宅が原因で怪我したり、事故にあわない
③住宅が原因で病気にならない
④健全な家族関係を維持できる
⑤住宅も病気（シロアリ被害、木の腐敗など）にならない…長寿命

具体化するための方策について考える。

①快適な住み心地（温度、湿度など）

温度差によるストレスを解消するには、住宅内での温度差を解消すればいい。六〜九月の温暖な時期には、浴槽内溺死者が少ないことも対策を示唆している。

全館暖房にすると、暖房空間が増えるのでエネルギー消費量、費用も増えるのではと心配する人が多い。これは住宅の性能を高くすることで解決できる。壁、窓などから熱が逃げないように断熱を強化することと、隙間風が入る隙間を少なくすればいい。二、三部屋だけ暖房する一般的な住宅と、全館暖房住宅との年間総エネルギー費用の比較調査、電化住宅での電力消費量調査で、全館暖房でむしろ少なくなることが確かめられている(建坪三〇〜四〇坪)。[10] また、夏期の冷房使用も少なくなる。

住宅内の温度差が解消されれば、冬でも薄着となり、体を動かしやすい環境になる。高齢者の体力維持にもつながり、病気の予防にもなる。

住宅内の相対湿度調節も重要になる。梅雨があり、夏には高温多湿の日が続く。冬には外気の相対湿度は低いが、閉めきった住宅内での水蒸気発生量が大きいので、冷えた部分での結露がひどくなる。台所でのガス燃焼、開放型ストーブからの水蒸気量が大きいので、ＩＨクッキングヒーターでの調理、燃焼排ガスを住宅内に放出しない機器での暖房にすればいい。

住宅内での水蒸気発生量を少なくし、計画換気を行えば結露はなくなり、夏でも相対湿度を低く保ちやすくなる。カビ、ダニも増えなくなる。

②家が原因の怪我、事故にあわない

広範な対策を講じなければ解決できない。

入浴時の溺死防止には、浴室および脱衣場を暖めて、入浴時の体感温度差を小さくするのが肝要である。ヒートショックを小さくすればいいから、住宅内の温度差を小さくする全館暖房化で解決できる。さらには、溺死防止だけでなく、入浴時の介護負荷軽減の面からも、低温サウナ、スチームバスなども検討する時期に来ているだろう。

火災で死亡する数も多い。住宅内には、人が裸火にさらされている危険な場所がある。台所のガスコンロでやけどした、または、やけどしそうになった経験をもつ人が多いが、ガスの炎が高齢者に見えにくい青色になっているのも一因だろう。また、台所での火事の火元はガスコンロが八五％となっている。[11] これらの事故を防ぐには、裸火のない状態で調理すればいい。ＩＨクッキングヒーターの利用が解決策となり、水蒸気発生量の低減にも役立つ。

転倒、転落する可能性の高い場所も住宅内には多い。高齢者は視力、運動機能の低下で転倒しやすいので、対策が必要になる。

③家が原因の病気にならない

人間は大量の空気をからだに取り入れて生きているので、住宅内空気の汚れを減らせばいい。

ホルムアルデヒドなどの、有害有機化合物の少ない建材を使うのはもちろん必要であるが、それだけでは十分ではない。生活の中で発生する、すなわち、住む人がもち込む有害物質にも注意しなければならない。燃料ガスや灯油が燃えると、一酸化炭素、窒素酸化物などの有毒ガスが必ずできる。燃焼機器排ガス中の窒素酸化物濃度は**表2**のようになり、室内の空気を汚しているのがわかる。燃焼排ガスを室内に排出しない調理、暖房機器を使えば解決できる。そのほか、タバコの煙による健康被害も大きい。

表2　燃焼機器からの排ガス中の窒素酸化物濃度(ppm)[12]

灯油ストーブ		2.4
ガスコンロ		3.8
ガス瞬間湯沸かし器	種火	2.2
同	燃焼時	9.0
(タバコの煙)		300

注）大気中の許容濃度：0.04〜0.06

カビ、ダニの被害を防ぐには、室内空気の相対湿度を七五％以下にすることが重要になる。計画換気をすれば、容易にできる。

住宅内空気をきれいに保つには、これらの有害ガスの発生を抑制するとともに、必要量の外気を計画的に取り入れる換気が必要で、隙間風が入りにくい最近の住宅では不可欠である。次世代省エネルギー基準でも換気計画を策定することになっている。

④健全な家族関係を維持する　間取りに関係する項目なので省略する。

⑤家そのものも病気にならない　③項の対策を実施すると、結露を防ぐことも可能になり、木材の腐敗などによる住宅の短命化を防ぐこともできる。

このように、住宅の問題点への対策を講じたのが健康住宅であるが、それは高気密・高断熱で計画換気を実施している、全館暖房住宅にほかならない。さらに、燃料ガス、灯油などの燃焼排ガスを住宅内へ放出しない点が加味される。そのひとつの方式として、暖房、給湯、調理に電力を利用する電化住宅がある。夜間の電力単価を昼の四分の一ほどにする制度を利用するので、電力費も安くなる。昼と夜との発電量を近づけること（電力需要の平準化）による省エネルギーを目的として、各電力会社がその普及に努めている。

このような健康住宅に移るだけで、体調、症状が好転した例が多い。ぜん息、アトピー性皮膚炎、冷え症、しもやけが好転したり、寝たきりの高齢者が歩きだしたりしている。健康住宅に住めば、病を好転させてくれるくらいだから、発病するのも防いでくれる。予防医学の強力な手段のひとつである。

医療費をかけずに、人々の健康を守ってくれているのだから、〝地場工務店は予防医学の町医者〟を実践できたといえるだろう。

三、地場工務店よ、勉強しよう！——健康住宅研究会の結成とその活動

健康住宅のイメージは今でこそ明確になっているが、当初は漠然としたものであったのはいうまでもない。仲間との活動・語らいを通してはっきりとしてきたが、その過程をふり返ってみよう。

仲間の地場工務店をみていて疑問がわいてきた。もちろん、自分の建てる家への思い入れは人に負けないが、技術面への理解度に差がある。また、人の暮らしと家との関係への理解も十分とはいえず、しかも、自分の知識の乏しいのにも気がついていない。他方、施主もどのような性能の家にすべきかわからず、自分の金で建てた家で我慢しながら暮らしている。もっと、家、暮らしについての勉強が必要だ。知識があれば、変な家を建てるはずがない。

地場工務店は規模も大きくなく、技術者も多くない会社だから、社長一人が努力しても限界がある。それなら仲間をつくり、共同の力を発揮してはどうか、と強く感ずるようになった。しかし、地場工務店同士で技術、営業法などの情報交換をするなど夢に近い状態であった。第一、お互いにライバルでこそあれ、仲間だと思っていないようだった。

1　健康住宅研究会（第一次）

なんとか地場工務店を応援できないかと仲間と語らい、勉強する会として発足(一九九六年一月)させたのが健康住宅研究会である。今でこそ、健康住宅のネーミングは珍しくもないが、私どもの命名が国内第一号ではと考えている。翌年、国が音頭を取った健康住宅研究会が話題になったが、「名前を真似された」とみていた。

研究会では、建築技術関連よりも、〝住生活周辺の知識〟を学んでいこうが基本となった。講義場所は県中央部の秋田市としたが、秋田市に来るだけでも結構時間のかかる地場工務店も多かった。しかし、お名前は存じあげてはいたが、話を聞くのははじめてという講師陣に、予想以上に出席者は多かった。

塾は月一回とし、多彩な講師陣を擁した。といっても、「あの方の話を」と会員がいうと、私は面識があろうがなかろうが直接電話をかけ、講義の依頼をするだけである。総計四〇人ほどの先生方をお招きし、一つのテーマで二時間びっちりと講義をしていただいた。実に贅沢な、恵まれた勉強ができた。地盤から医療、福祉、時代の最新話題までと幅広いテーマで、二時間ならある程度のレベルまで理解できるようになる。先生方も、見ず知らずのものから依頼されるのだから面食らっただろうが、快く引き受けていただいた。今でもありがたかったと思っている。

やむなく欠席する会員もいるので、私がテープ起こしをした講義録を全員に郵送することにした。どこで聞きつけたか、九州などの遠方からも参加したいとの希望が舞い込んでくるようになった。講義を聴くことが物理的に不可能だとわかっているのに、参加したいと希望してきている。講義録でいいから、欲しいといってくれているのだ。テープから講義録をつくると、実によく理解できるし、身についた知識にもなる。こんなすばらしい勉強ができたことを私自身感謝している。

三年間の成果は大きかった。地場工務店同士の交流が始まった。はじめは酒を介してではあるが、お山の大将から抜け出し、冗談をいいあう関係にまで発展してきた。技術、営業にまで話題が広がっても、ついてきてくれるようになった。

自分の知らないことが多いのにも気がついてきた。今までは、知らなければ知らないですんだろうが、人が自分よりも知っているのをみると、少々心配になってくる。知識欲がでてきたのだ。常識の袋が大きくなり、知識の引き出しが増えたことにも気がついてきた。

講師陣と接することで、専門家がどこにいるのかもわかってきた。一度でもお会いし、講義を聴いた経験があると親近感もでて、相談をもちかけるのにも、不必要な遠慮、引っ込み思案がなくなってもきた。「講義を聴いた地場工務店の○○ですが」で、話が通じやすくなったと喜んでいた。

予想外だったのは、講師陣も地場工務店とのつながりが多くなく、ネットワークをつくろうと逆にもちかけられることもあった。お互いに、つながりが欠けていたのだ。

この研究会での講演題目の一部を以下に示す。

「居住福祉論」「住まいの安全を見直す」「雪国の建築・過去・現在・未来」「室内空気汚染のメカニズム」「日本と世界の林業の現状と将来」「木造住宅の耐震構造―伝統工法の技術観」「木造住宅内の振動、音の制御」「健康住宅と健康増進」。

2　地場工務店の活動を支えてくれた東北電力株式会社

私や仲間の地場工務店の今日までの活動は、東北電力㈱の協力なしには考えられない。とくに、活動初期にはありがたかった。

東北電力㈱社員と私とのつながりができたのは、秋田県能代市を中心とした地場工務店グループ〝北の住まいを創る会（会長：まこと建築　田村實氏）〟と、接触ができ始めてまもなくのことだった。当時、東北電力㈱は昼と夜間の電力消費量を近づけるため、オール電化住宅の普及に力を入れていた。公共事業的な色彩の強い電力会社として、省エネルギーだけでなく、国民住生活の向上につなげたいと考えている面もあった。しかし、人々には電気料金は高いという印象が強く、思うように普及しなかった時代があった。

同社能代営業所は、オール電化を勧める住宅の基準をみずから設定していた。電気料金を少なくするには、住宅に一定以上の性能がなければならないことに注目し、地場工務店とともにその性能基準を検討できるほどの知識をもっていた。また、その基準以上の住宅を建てている地場工務店には、オール電化住宅にすることを積極的に勧めていた。このような地場工務店がメンバーになっている〝北の住まいを創る会〟は、オール電化住宅を建てる会と表示するまでになっていた。

全館暖房である私の自宅の暖房用灯油消費量をみると、近所の家々よりはるかに少ないのに気がついていた。また、全館暖房の家に住む人にきくと、みな同じような感じをもっていた。住宅での省エネルギーがいわれ始めた時期でもあったので、調査すべきだと考え、同社秋田支店に投げかけると、「協力しましょう」といってもらえた。オール電化住宅と、他の暖房方式の住宅との対比の情報がほしかったのだろう。

秋田県下二二一軒に毎月電話して、月々の電気、ガス、灯油料金を聞きとる調査を一年間行った。領収書も残っており、主婦にとって切実である金額をお聞きすれば、正確な数値を入手できると考えたのだ。調査結果の一例を紹介すると、建坪三〇～四〇坪の家では、一部屋二部屋を暖房する住宅の年間費用（電気、ガス、灯油料金の合計）より、全館暖房住宅でのそれは少なかった。もちろん、オール電化住宅も同じように少ない。[13]

全館暖房住宅では暖房空間が数倍に増えるので、暖房費用の負担だけでも大変だと考える人が多かった。一方、全館暖房住宅に住む人は、他より少ないという感覚はもっていたが、それが一般的とまでは考えなかったようだ。それがこれだけの数の調査で、あきらかになったのである。家の造りさえしっかりさせれば、オール電化住宅でも電気料金は少ないことがはっきりした。

このデータで、施主に積極的に働きかけられると考えた同社秋田支店は、県内各地で施主対象のセミナーを数多く開催するようになった。徐々に、オール電化住宅の普及率が高くなるとともに、全社で積極的に取り組みだした。

オール電化住宅の普及には、もう一つ問題がある。工務店である。当時は、全館暖房住宅は少なく、建てる技術をもつ工務店も少なかった。「外に自然があるのだから、家の中にも四季があって当然」などといっている工務店が多かったほどだ。まったく、その必要性や利点を理解しようとしない。普及させるには、このような工務店にも理解してもらい、仲間に入ってもらわないと、建てられる戸数に限界がでてくる。

地域単位での地場工務店のグループ化が始まった。工法にはこだわらず、いい家を建てればいいのである。同社の協力は、セミナー、先進地域への見学、技術交流などの企画、各種グループ活動への協賛など、多岐にわたっている。これだけ協力されると、心ある工務店は先を見越してオール電化住宅の建設に取り組むようになった。また、施主のよい評判も耳に入ってくるので、さらに自信につながり、前に進むようになる。

各地での組織化が進み、施主へのセミナーなども活発化した。このような動きが一因になったのであろうか、秋田支店でのオール電化率が社内一位となった。その取り組みの一例があきらかになったので、他支店でも同様の動きがいっそう活発になってきた。宮城、新潟、山形支店をはじめとした各支店の営業所活動のお手伝いをし、多くの営業所めぐりをしたのが懐かしい。各地の元気な地場工務店とも知りあえ、また輪が広がった。

当時にまとまった地場工務店グループで、今も積極的に活動を続けているのも多い。リーダーの指導力、団結力などによるのだろうが、遠方のグループ同士の交流にまで発展している。これらが、後述の全国健康住宅サミットを支えてくれているし、各地での地場工務店の活動拠点にもなっている。

健康住宅普及にはたした東北電力株式会社の功績は多大であり、また、元気な地場工務店が多くなったのもこれによる。

こころから、感謝したい。

3　第二次健康住宅研究会の開始

こうして、三年間の健康住宅研究会を終了させてホットしていたが、また、私のムシが騒ぎだした。

大手ハウスメーカーの営業から転職した人と、いっしょになったことがある。会社では将来を嘱望された方らしいが、健康維持に自信がなくなり退社したそうだ。

その人が「地場工務店に決まったお客さんでも、ひっくり返してとる自信があります」といいだしたのである。かねてから、ハウスメーカーの営業法に関心のあった私は、詳しく話し合った、というよりは教えてもらった。最大のショックは、「地場工務店さんはお客さんの気持ちがわかって、話をしているのですかね」の一言だった。そのために、彼らは心理学まで勉強しているらしい。お客さんの態度を見ていると、どのように話をすすめればいいのかがわかるという。

人との接し方をはじめ、話し方、聞き方に関する本を、私はあさりだした。「なるほど！」と教えられることが多い。私も知らなすぎた。会社、教職時期の自分の姿を思い出すと、恥ずかしさで汗がでる思いだった。これほど大切なことなのだから、地場工務店は勉強しなければとの思いから、数人の社長に「読め」と勧めてみた。当然ながら、読むわけがない。本を読まない業界の一つにあげられている建設業界の人々なのだから。

そこで、要約したら読むかと聞いてみると、「それなら読む」というので、始めたのが第二次健康住宅研究会（二〇〇一年一月）である。人との付き合い、話し方、聞き方を中心として、知ってほしい内容の本を、毎月二冊ずつ要約した。案内板のようなもので、関心があれば本を読んでもらえばいい。興味をもってもらうのが先決だ。閑話休題として息抜きの話を挟みこんだり、雑誌などからの情報なども織り込んだ。電子メールや郵送で配り、会員も一三〇人を超えた。作業量として小さくはなかったが、私自身が興味をもった本なので負担とは感じなかった。むしろ楽しかった。二年間にわたり四四冊を取り上げたが、要約した本の一部を紹介する。


横山彰人『子供をゆがませる間取り』情報センター出版局。

井形慶子『古くて豊かなイギリスの家　便利で貧しい日本の家』大和書房。

国民生活センター編『くらしの危険』主婦の友社。

小俣謙二・天野寛・河野和明『住まいとこころの健康――環境心理学からみた住み方の工夫』ブレーン出版。

渋谷昌三『しぐさ・ふるまいでわかる相手の心理』日本実業出版社。

東山紘久『プロカウンセラーの聞く技術』創元社。


終了して四年ほどたつが、今でも、「あれが来るのが待ち遠しかった」といってくれる会員が多いのをみると、多少は役に立ったのかなと自己満足している。

しかし、最も多く、有効に吸収したのは私自身だったろう。

4　第三次健康住宅研究会の開始

セミナーなどで、家庭内事故の多さを皆さんに紹介しながら、気になっていたことがあった。事故が多いことはわかっていても、具体的にどの場所で、どのようなことが原因となり、事故につながっているのか、についての情報は少ない。高度高齢社会では大きな問題となるはずだが、バリアフリー、ユニバーサルデザインなどは聞くが、それだけでいいのだろうかとの疑問もでてくる。

〝事故は当人の不注意から〟と片付けられる場合が多い。しかし、人間の生理（とくに脳）から不注意になるのは避けられないので、〝人間が行動すれば必ず事故が起こる〟を、前提として対策を考えるべきである。しかも、事前に対策を立てていれば、必ず事故が減ることも実証されている。

家庭内事故は、ご当人のからだの問題（高齢化による機能低下など）と住宅設備の不適切さとが、大きな要因になっているだろう。そのうち、設備の不適切さ、例えば、コンセントがたりない、その位置も悪い、階段が急だ、照明が暗い、床が滑りやすいなどを改善し、事故防止の対策を立てられるのは地場工務店のはずだ。家庭事故防止の主役の一人は、地場工務店なのだ。これこそ、予防医学の町医者だからできる仕事である。その仕事をするにも、人が高齢でどうなるのかの知識があれば、どのような事故があったのかを知れば、その仕事はより万全に近くなる。住む人の状況を考えた設計、改善が必要なのだ。

実態・実例を知り、設計に役立てていただければと、私が探し出したものを皆さんに提供するために、二〇〇四年の秋から始めたのが、第三次健康住宅研究会である。

毎月一回、電子メールで配信する情報（A４版、二〇頁弱）で、すでに二五報までとなり、二七〇人ほどの会員がいる。当初の家庭内事故から、室内空気汚染にまで話題は広がってきた。

家庭内事故（実態、台所、風呂場、居間、玄関での事故など）

高齢者のからだ（転倒防止、免疫力など）

室内空気汚染（窒素酸化物、タバコ、ラドン、カビ、ダニなど）

会員が理解するだけでなく、施主の皆さんにも実態を知っていただくことが、会員の建てる住宅の優位性を示すことにもつながる。役立てていただければ考えながら、続けている。

四、地場工務店よ、交流しよう！──全国健康住宅サミットの誕生と発展

第一次健康住宅研究会当時、松下精工㈱で換気装置の開発を担当していた矢野宣行氏（現：博士の家代表）は、会への熱心な出席者であった。仕事柄、日本各地を飛び回り、それぞれの地域に拠点をつくっていた。

その矢野氏から、次回の勉強会に「沖縄から地場工務店を連れて行ってもいいか」との問い合わせがあった。もちろん、「どうぞ」の返事をだしたが、それがその後の大きな発展への端緒になる、などとは思いもしなかった。工法の異なる、競争相手でもある地場工務店同士がともに学んでいるという話を聞き、うらやましいと思うとともに、実態を知りたいというのが沖縄の人たち

の訪問の目的だったようだ。

九月始めなのに台風とぶつかり、四国からＪＲでなんとか秋田入りしたのは、那覇市で木造住宅にこだわっている㈱Ｔ＆Ｔの比嘉武社長と社員四名の一行だった。歓迎の酒席で盛り上がり、「こんな勉強会をひろめたい。秋田と沖縄だけでなく、全国に広げられないか。全国の有為の地場工務店が交流できたらすばらしい」と話は拡大していった。酒が入ると、話はどこまでも広がるのが世の常である。

もう、話題は全国規模の会に限定されてしまった。名称も全国健康住宅サミット、第一回は意外性をもたせて冬の那覇市、次回は秋田県内とまでまとまった。

酒席での話だけで決定するわけにもいかず、冷静な頭で判断してくださいと比嘉氏に下駄を預けたが、翌朝「やりましょう」との返事を頂いて、全国健康住宅サミットがスタートした。細目もまったく決まっていない状態で、引き受けてくださった比嘉氏の決断力と行動力には感謝している。

沖縄サミット（第一回全国健康住宅サミット）

（沖縄県那覇市　一九九八年一月、参加者：二二〇人、実行委員長：究建築研究所　宇

栄原謙氏）

実施は決まったが細目はまったく未定で、不安である反面、すべての細目をみずから決めてもいいという自由もある。とはいっても、第一回目の運営は大変なことは大変である。

沖縄に行く機会の多かった矢野氏と事務局の比嘉氏とが大綱を決めてくれ、それはその後の基本方針として引き継がれている。実行委員会を組織し、地元の地場工務店、設計事務所、建材店をはじめとする関係者が参画する。地元関係者への活動の拠点があきらかになり、この組織があればサミット後でも、同地域での活動、発展へのつながりも期待できるだろう。サミットは参加会員の会費と、参加者のボランテイア奉仕で運営する。なお、前後のいきさつから、会長を山本、副会長を矢野氏が引き受けることになり、この職だけは固定することになった。

サミットは〝技術の研鑽〟、〝情報の交換〟、〝研究成果の発表〟の目標をかかげ、会員同士の交流を狙っているので、講演よりは会員が発言できる分科会を多くしなければならない。各地独特の住宅、工法、文化財などの見学もしたいだろう。

沖縄サミットのプログラム

一日目	夕刻：受付　前夜祭
二日目	午前　基調講演　一「これからの健康住宅」 　　　基調講演　二「居住福祉の考え方」 午後　分科会　一　健康住宅のつくり方 　　　　　　　二　人にやさしい自然住宅とは 　　　　　　　三　コスト低減住宅の建築工法 　　　　　　　四　蒸暑地の住まい 　　　　　　　五　省エネルギー住宅への展望 　　　パネル討論会　健康住宅の事業事例と課題 　　　総括講演　　地場工務店の時代が来た
三日目	現代の沖縄建築視察ツアー 古い沖縄の集落見学

これなら、沖縄まで来てもらった参加者も満足するだろう。真剣に学習に取り組むプログラム

ができあがった。日ごろから関心をもっているであろう項目も多く、疑問を解決する手助けにはなりそうだ。

ここまでの仕事は比較的楽である。頭で考えればでてくるからである。一番の問題が、参加者数の見込みであった。参加者数によって、費用だけでなく、参加費までも変わってくる。また、実績がまったくない会なので、どのように開催を告知するかもよくわからない。既存の組織がある地域以外は、個人的なネットワークを利用するしかない。こんな状態だから、参加者数を予測するなどはむずかしいが、やるしかない。

エイやっと決めた。一二〇人。根拠などない。これで参加費も計算できたが、ふたを開けてみたら困ったことが起きた。参加者が予想をはるかに超える二二〇人にもなってしまったのである。北海道から沖縄県までの二九都道府県にわたり、地元沖縄県の六三人をはじめ、秋田県四五、新潟県二一人が主要となった。会場などの施設面では困らなかったが、金が余ったのにはまいった。うれしい悲鳴である。なにしろ、百人分多いのだから。全員に払い戻すのも大変だから、急遽お土産を皆さんに渡すことにした。事務局がてんてこ舞いで、泡盛などを手配したのが懐かしく思いだされる。

事務局を引き受けた比嘉氏は、社員を一時期サミット業務に専念させてくれた。命令系統が一本化され効率がよくなったし、印刷物なども自社のコピー機を動員させたので、支出も減ってきた。費用節減の見本をつくってくれたのである。

スポンサーもいない、地場工務店主体という会にこれだけ多くの参加者があったということは、主催者だけでなく、関心をもつものに大きな力を与えてくれたし、自信をもたせてもくれた。これで継続できそうだ。酒席での夢が根づき始めた。

同じ工法をとる工務店だけの会合、建材会社のセミナーとは、まったく異なる会の面白さを理解してもらったと安心した。周囲に仲間も少なく、不安になりながら健康住宅建築に努力してきた人が、ここに来れば同志が山ほどいる。仲間がいるとわかっただけでも、大きな力になっただろう。しかも、話し合ってもすぐに理解しあえるレベルに到達している人々なのだ。大きな自信、安心につながったことは間違いない。

能代サミット（第二回全国健康住宅サミット）

（秋田県能代市　一九九九年五月、参加者：三三〇人、実行委員長：東北電力㈱　中村啓一氏）

当初から、開催地は秋田県内と決まっていたが、県北の能代市を想定していた。

能代川河口に開けた能代市は、秋田スギの集散・加工地としての歴史が長く、木都と自認していた。また、本州内での全館暖房住宅建設のパイオニアの地場工務店たちが多く、また、外張り断熱工法を考案し、板状断熱材の生産を企業に踏み切らせた地場工務店グループ〝北の住まいを創る会〟のいる地域でもある。町営住宅を戸建の全館暖房住宅にした町も近くにある。先進的、活発な活動がみられ、サミットにはうってつけの場所といえる。同会の地場工務店、建材関係者などが主になり、県内の有志の地場工務店などが支援した。

沖縄サミットでの経験をもとにしたプログラムの他に、東北地方開催の特色も活かしたかった。東北には、木造住宅関係の研究をしている先生方が多い。東北以外の会員は接する機会が少ないだろうと、その先生方の声を聞くよう企画した。能代市には秋田県立大学木材高度加工研究所があり、そこでは木材を広い目で見る研究を進めており、住宅用材としてだけでなく、木造ドーム用の大型梁や樹皮の利用法などもテーマとなっていた。見学や特別講義で研究所に接してもらおうと考えた。また、東北大学吉野教授が理事長の〝住まいと環境東北フォーラム〟も独特な活動を進めている。一度でもお話をお聞きすれば、今後接点をもちやすくなるだろう。

住宅は福祉の原点であるから、この点についても考え始めてもらいたかった。福祉の問題点、進むべき方向などを福祉関係者、医者、建築士の目で討議し、高齢社会での住宅問題を考える機会をもった。また、健康住宅そのものも十分理解されているとはいえないので、その評価を住み手にしてもらおうとした。建てるさいに何を考えたか、家族の健康状態に変化がでたかなどを述べてもらった。地場工務店にとって最もわかりやすいお客様の評価だろうし、後押しをする力となるだろう。

能代サミットのプログラム	
一日目	特別講義 一　伝統的木造構法の耐震性とエコロジー性 二　木材の長所と短所
二日目	基調講演　健康に負荷をかけない住宅 パネルディスカッション　二十一世紀の住まいづくり 分科会　住み手から学ぶ健康住宅 地場工務店から学ぶ健康住宅 福祉の専門家から学ぶ健康住宅

市をあげての歓迎だったが、参加者の脳裏に残ったのは、懇親会会場とした料亭の天然スギの天井だった。一枚板の広大な材で張った天井はまさに迫力十分で、普段木材を扱っている地場工務店にとっても迫るものがあったのだろう。〝あの天井は〟と今でも話題にあがっている。沖縄以来会っていないのに顔なじみができており、やあ、やあ、と話し合う姿を見ると、目的は十分に達成されていると、安心できた。

新潟サミット（第三回全国健康住宅サミット）

（新潟県新潟市　二〇〇〇年七月、参加者：五四〇人、実行委員長：RYO建築事務所　小林良太氏）

当時、地場工務店の組織化に力を注いでいた新潟市と周辺の地場工務店グループが引き受けてくれた。これを機会に、より強く結束できるようにとの配慮がグループ首脳部にあったのだろう。オール電化住宅の建築に積極的な新潟市の〝新潟・未来のE家をつくる会〟（会長：伊賀建設㈱　伊賀義輝氏）が中心になり、同じ活動を続けている新潟市近くの〝阿賀北・住まいを創る会〟（会長：宮村組　宮村政吉氏）と〝越後棟梁の会〟（会長：㈲二村建築　二村清栄氏）とが協力した。いずれも、同じ地域で活動していることが共通なだけの工法の異なる地場工務店の集まりで、結成一～二年の若い会である。過去二回の見本があるとはいえ、新メンバーで結束を図りながら、新事業を行うのは大変な苦労であったろう。

基本的な運営方法は変わらない。しかし、前回サミットで複数の分科会を併行させたので、希望分科会に参加できるようにとの要望がでた。そこで全員が一つの会で議論できるようにした。

新潟サミットのプログラム	
一日目	基調講演　住宅業界の変革と展望 県内外地場工務店による健康住宅事例報告 パネルディスカッション　これからの健康住宅と地場工務店のあり方
二日目	地場工務店向け経営戦略セミナー 今、大工に求められていること 高齢化・少子化時代におけるすまい

石巻サミット（第四回全国健康住宅サミット）

（宮城県石巻市　二〇〇一年一一月、参加者：四五〇人、実行委員長：㈱ヒノケン　日野節夫氏）

宮城県石巻市に基盤をおく地場工務店のグループ〝健康住宅をつくるネットワーク〟（会長：㈱ヒノケン　日野節夫氏）が中心となり、それに県内の五グループが加わり、推進した。新規性を出そうとし、従来の分科会方式から研究発表方式に変えた。参加者全員の前で、一テーマ二五分で一八氏が演壇に立った。発表テーマの一部を以下に載せる。

高齢者対応自立支援型住宅

少子・高齢・豪雪地のすまいづくり

障害者（頚髄損傷、肩下不随）介護家族住宅のこころみ

地場産の木材を利用した注文住宅　八溝の家

リサイクルオイルによる全館暖冷房システムと二酸化炭素削減

一日中、発表を聞くのは少々苦しかったようだが、活発な討議が多かったことをみると、吸収した部分も大きかっただろう。

もう一つの特徴は、基調講演に心理学を取り入れたことだろう。〝「人を動かす力」の秘密〟（講

師　伊東明氏）のタイトルで、人との付き合いを心理学の面から考える機会をつくった。営業だけでなく、会社運営をはじめ、すべてが人と人との接点から成り立っているから、その点を心理学の立場から学んでもらおうというのが狙いであった。予想もしなかった面からの指摘に、「図星だ」と苦笑しながら反省し、どうすればいいのかを教えてもらった。これで、お客や社員との間がうまくいくようになればいいが。

プログラムだけでなく、交流会での味覚も印象に残っている。漁港石巻ならではの大マグロの解体ショーをお見せし、大トロの刺身、握りを堪能してもらった。石巻の想い出として、今でも、話題にのぼっている。

三条サミット（第五回全国健康住宅サミット）

（新潟県三条市　二〇〇三年二月、参加者：四九〇人、実行委員長：（有）二村建築　二村清栄氏）

新潟県三条市を中心にした地場工務店グループに〝越後棟梁の会〟（会長：（有）二村建築　二村清栄氏）がある。新潟サミットを支援したが、自分たちの活動状況を全国の仲間に知ってほしいとの願いから、名乗りをあげた。名前に棟梁を入れるだけあって、日本建築の伝統を残すことに努力している。新潟中越・健康住宅をつくる会（会長：㈱山常組　山田順一氏）との共催となった。

特色は招待講演にもあらわれている。〝新潟の山の木で家をつくる会〟会長の重川隆広氏、新潟県内で二百年前の骨組みをそのまま利用し、現代の技術を使って快適で住みやすいよう古民家を再生したベルリン生まれのカール・ベンクス氏を招いている。

元気な地場工務店の話を聞きたいという声を活かし、総計三七社が参加したパネル討論会も新機軸だった。三分科会ずつには分かれたが、社長が自社の行き方を実績をもって説明するのだから、皆さんが興味をもつのも当然である。かなり掘り下げた質問が多かったのは、企画の狙いが当たった証明だと考えてもいいだろう。

参加者の度肝を抜いたことが二つあった。一つは、正面舞台には上棟式前の状態の木造家屋骨組みが組み立てられており、行事はすべてその前で行われた。閉会式に、木組みの上で主催者全員で唄われた「越後弥彦木遣り」は圧巻だった。もう一つは、地元会員の出展した茶室、倉庫などの構造躯体六棟のセリだった。一般市民を入れた総計千名ほどの参加者がせる様子は、他県からの参加者の驚きであった。このセリは〝越後棟梁の会〟の毎年の展示会での恒例行事で、市民は期待して待っているそうだ。

岐阜サミット（第六回全国健康住宅サミット）

（岐阜県岐阜市　二〇〇四年五月、参加者：四五〇人、実行委員長：㈱ヤマジョウ建設　長屋邦良氏）

名物の鵜飼も見てほしいということで、この日程となった。〝良い家について考える会in岐阜〟が中心になり、地元のNPO団体、木材組合などとの共催で進められた。

〝スギ産地としての岐阜〟の認識を高めてもらおうと、プログラムが考えられた。基調講演〝山とまちをつなぐ木の家づくり〟（三澤文子氏、県立森林文化アカデミー木造建築スタジオ教授）。体験発表として、大垣女子ソフトボールチームが練習の合間に古民家再生に取り組み、素人ながら見事完成させた話が用意された。中仙道を行く観光客の休憩所として、地域の人たちには集会所として解放されており、地域活性化の役に立っている話は、途中で拍手がわくほどの迫力をもっていた。

今回から〝地元の木で家を造る試み〟〝性能リフォーム〟が新しい分科会テーマとして加わった。前者については、皆さんがなんとかならないのかという思いをもっているだろうし、後者はこれから多くなる仕事のひとつだとの認識をもっており、自分の工法での取り組み方などの切実な疑問をもっている。

もう一つの試みは、参加者全員にサミットの印象、希望などを直接発言してもらう集会を設けたことである。皆さん発言したいと参加したのに、その機会が少なかったとの意見が多かった。その希望を次回に活かせばよい。

水戸サミット（第七回全国健康住宅サミット）

（茨城県水戸市　二〇〇五年三月、参加者：六八〇人、実行委員長　㈱東匠　石川忠幸氏）

水戸の梅をぜひ見てほしい、との要望からこの日程となった。

本会の新機軸は、分科会〝こだわりの住まいづくり情報交換会〟の新設だろう。参加者同士の情報交換を目的としているので、一〇人程度をグループにまとめ、話題はそのメンバーで決めるという程度の制約しかない。結論が出るわけもないから、普段の思い、疑問をなげだして、議論してもらえばいいだけだ。これだけの場が提供されれば、少々引っ込み思案の方でも発言できるだろう。一度発言すれば、あとは楽になる。参加者の評判もよかったので、継続させるとともに、この方式の拡大をも視野に入れなければならないだろう。

もう一点は、サミットの一部を市民に解放して、サミットをより広く認知してもらおうとした点である。過去にも試みたことはあったが、会場の収容力などから実施できなかった経緯がある。サミット開催前に、会長の私が〝安全で健康な暮らし〟と題して、日頃の暮らしの見直しを提唱した。

水戸となれば、黄門様を抜きにはできない。「黄門様の知恵袋」と題して水戸史学会但野正弘氏、茨城茅舎の会對馬英治氏から「茨城民家・現状とこれから」の講演をいただいた。

宇都宮サミット（第八回全国健康住宅サミット）

（栃木県宇都宮市　二〇〇六年九月、準備中、実行委員長：㈱エムエスホームズ　鈴木浩司氏）

建築関係者にとっても関心の高い、〝日光東照宮〟という世界文化遺産がそばにある。江戸文化と建築を学ぶ機会になると、皆さんが魅力を感じているようだ。

全国健康住宅サミットの成果は発展している

目標としてきた〝技術の研鑽〟、〝情報の交換〟、〝研究成果の発表〟は達成されてきているといえるだろう。また、内容もその都度進化しているのも、おわかりいただけたろう。

サミットに参加すれば、求めさえすれば、情報はいくらでも入ってくる。分科会での情報だけでなく、懇親会でパネラーをつかまえて議論することもできるし、資料をもらうことだってできる。他人に教えてくれといわれて、断るなどはできにくいものだ。一度、ネットワークがつながれば、後はしめたもので、電話での情報交換も簡単にできる。こんな機会をできるだけつくろうと、名札の色を参加回数で分けたり、懇親会でも新しい方が古手と接しやすいように、席順に配慮するなどの試みも入るようになった。

活動地域が異なり、営業の得意技を教えてもみずからに不利にならないとわかれば、いや、皆にもがんばってもらおうという気が強ければ、公開することに抵抗もなくなる。参加者への励みになればと、自社の経営哲学、独自の営業法などを話してくれる。元気のいい地場工務店の話なら皆が耳を傾けるし、皆がそのような話、情報を求めているのだ。その証拠に、それらの分科会はいつも満員となっている。個人として訪ねても、教えてもらえるかどうかわからないことを、丁寧に教えてもらえるのだからこんなありがたいことはない。

地場工務店は限られた地域・範囲での活動が主である。お付き合いするのは、施主やこれからの施主、建材店などと範囲は広くはない。入ってくる情報も限られたものになり、それに満足してしまい勝ちになる。自社にいるだけでは得られない刺激が得られるのも、参加の大きな理由になっているようだ。経営、技術などから離れた、雰囲気としての刺激をどこからともなく受け取っているのだろう。自分の殻の中だけにとどまってはダメだ、と感じているのかもしれない。

みずから求めて交流するようになったのも、強く感じる。遠方の人や異分野、例えば地場工務店と材木分野などの人との話は始まりやすいようだ。とにかく、積極的に話しかけただけでも自信になるだろうし、参加した意味もでてくる。

参加者の三分の一が継続的に参加している常連である。この方々の気持ちには、あの人たちに会うとほっとするという感覚が強いようだ。笑顔で手を合わせるだけで満足する付き合いができているのだ。

主催者として、参加者の満足感、安心感をどのように広げていくかを模索しなければならないが、楽しみでもある。

サミットは、終了後もその地方に大きな影響、効果を残している。関係した地場工務店たちの知名度が高くなるし、地域への経済効果もバカにできない。地方都市ともなると効果は大きく、もう一度やってくれと頼まれたりする。

第四回サミットを宮城県石巻市で行ったときの後日談がある。前に述べたように、石巻市の地場工務店グループが主体になったが、全県下の地場工務店にも、準備段階での検討会やサミット当日の仕事を分担してもらった。はじめて会うメンバーだったが、同じ目的に向かう仲間として、準備が進むに従い親近感も増してきた。

サミット終了時に剰余金が発生してしまった。実行委員会のアイデアで、参加した県内の地場工務店の広告を出そうとなった。地元紙の一ページの三分の二を使った広告がデーンと載った。大きく、〝地元だね〟と投げかけ、副題として〝家を建てるなら地元工務店で〟。その理由として、〝地域に根ざしているから〟〝安心だもの〟〝よく勉強しているから〟〝信頼できるよね〟をあげている。さらに、参加した地場工務店を地域別に住所、電話番号とともに掲載した。

お客さんから、〝勉強しているんだね〟などと、反応があったなどの声を聞いた。また、内部からは、せっかくここまでしたのだから、県内の地場工務店の集い、勉強会をつくってくれ、との声にまで発展していった。サミットが終わったからといって、こんなメンバーと別れるのはもったいないから、というのが本音である。

こうして発足したのが、〝健康住宅をつくる会みやぎ（会長：㈱ヒノケン　日野節夫氏）〟である。会員は四五社、県内だけでなく隣りの山形県からも参加している。年六回の講演や情報交換会をプログラムとし、二〇〇六年三月現在ですでに一九回となっている。

会員が学びたい項目をあげたり、こんな面白い話をしてくれる方がいるという会員の情報から、勉強会の内容が決まる。地場工務店は人間のからだ、健康について知るべきだとの私の主張から、生理学、脳卒中関係の専門家の話も聞いた。ユニークな活動をしている秋田、新潟県の地場工務店をお呼びし、営業法から独特の工法までの話をしてもらい、交流したこともある。個人情報保護法が出れば、地場工務店の立場での対処の仕方を学ぶし、営業でお客さんの話を聴くうえでの留意点を知りたいといえば、カウンセラーにお願いして教えてもらう。もちろん、建材・設備関係の会員から新製品などの情報も仕入れる。

面白いことを始めた会員（宮城：鶴秀工務店㈱）がいる。地元の工高建築科の生徒に設計させた家を実際に建て、建売住宅として売り出したのである。先生と鶴秀工務店とで選んだ作品に、専門家としての目で若干の手を加え、建てたのだ。学校も生徒たちの就業体験として喜ぶし、マスコミも珍しい事例として大いに宣伝してくれる。話題性が高かったのだろう。売れてしまったあとでも、生徒の設計した家がほしいと訪ねてくるお客さんがいるほどだという。すでに三年間続けており、注文住宅にまでこの方式を取り入れている。会員が県下に広がっているこの会でも、生徒の就業体験を引き継ぎ、県内の工高にも広げようとしている。

こんなすばらしい情報が得られる会なので、出席者はいつも三〇名前後となるが、限定された方のみになり勝ちなのが残念である。忙しいのもわかるが、いつも欠席しなければならないほど忙しいとも考えられないし、スケジュール調整しやすいように早期に日程を連絡するのだが、思うようにはならない。

情報はもらうものではなく、自分で探し求めなければ手に入らないのだと、つくづく思う。

五、地場工務店よ、人に知ってもらおう！

元気にやっている地場工務店があれば、元気のみられない先細りの工務店の話も聞く。ところが、地場工務店には他社の情報はなかなか入らない。元気な地場工務店の状況を業界紙に載せてもらえば、元気づけられるのではと始めたのが訪問記である。営業、経営にまったくの素人の私が見れば、プロでは見えない面も見えてくるかもしれない。二つのレポートシリーズを始めた。

1 「レポート：金のなる木を育てている地場工務店」

着工軒数がいっこうに増えない中で、順調に業績を伸ばしている、あるいは、変わらぬ実績を確保している地場工務店がある。ピカリと光るといってもいい。なぜ、光っているのだろうかと、社長さんとじっくり話をしてみた。一時間も話せばその理由がわかってくるし、光って当然だなとも思えてくる。

私が納得するだけではもったいないし、地場工務店への情報になればと、『日本住宅新聞』にレポートとして載せてもらった。タイトルの「金のなる木を育てている地場工務店」はえげつないようにもみえるが、選んだ理由がある。金のなる木の育て方の極意は、「ヤル木にコン木を接ぎ木して、毎日ナニクソという肥やしをたっぷりやる」だそうだ。皆さん無意識のうちに、この極意を実行しているのに気がついたからだ。

活躍している地域も、得意とする工法も、会社の規模も違うのだが、二五社（二七回連載）も訪ねると共通点が多いのに気がつく。

まず、根気強く自社の方針を貫いている。目標と使命感がなければ続かないだろう。「施主のあたらしい生活を創りあげること」に徹し、お客さんのお手伝いをしますという気持ちが根底にある。お客さんの気持ちを徹底的に聞き出し、話し合い、意志の疎通を図っている。だから、自社のこだわりに沿わなければ、お客さんに忠告もするし、仕事を断ることさえある。

次に、意欲的である。仕事の発展につながるようなことがないかといつも考え、実行しようとしている。「うまくいかなければ、修正したり、やめればいいや」と考えているから、とにかく手をつけてみる。「面白い、うちでもやってみよう」とすぐ乗り気になる。だから、情報が入る機会には積極的に参加し、吸収に努めている。

それが具体的な形になると、地場工務店の使命をはっきりと認識しているということになる。住み手の安全と健康を守る家にしなければと考え、高気密・高断熱・計画換気はもちろん、電化住宅を前提にしているところが多い。台所での怪我、火災を避けようとするとＩＨクッキングヒーターになり、家の中の空気を健康空気にしようとなると電気利用となる。安全と健康を守る家にするには、電気利用が最適と考えている。

電化住宅は工務店の技術レベルがはっきりわかる家でもある。自信のある地場工務店にとっては、ウデの発揮どころでもある。使うエネルギーが電気だけだから、年間電気料金が工務店のウデを評価する尺度になってくれる。年間一五万円を切る家があると思えば、冬に月五万円を超える家を建てているところもある。これだけウデ、経験の差がはっきりでてくると、施主にとってもいい地場工務店を探す目安になってくる。

光る地場工務店は新聞などでの広告をあまりしない。広告の限界を知っているし、経済的にも大変だからである。しかし、地元の人々に自社を知ってもらわなければならないから、大事にしているのがお客さんのクチコミである。いい評判のクチコミほど後押ししてくれるものはない。だから、住んでいる方々の評判を聞くほど確実なことはない。訪れた地場工務店のほとんどは、OB客の紹介や飛込みでわざわざ注文しに来るお客さんが多い。営業してくれるお客さん、いわば〝隠れ社員〟を多く抱えているのだ。

家を建てる楽しみを十分に味あわせてもらい、しかも、その家が満足できるとなれば、誰だって人に紹介したくなる。施主にとって最も印象に残るのは、〝予想を上回った〟ときである。悪い評判はたちまち広がるが、いい評判はなかなか広まらないのがこの世の常だから、いい評判を保つのは並大抵な努力ではない。期待以上だと、「こんな暮らしになる家なんだ！」と驚きとともに、強い満足感がわいてくる。予想以上に楽しかったとなると、「あなたも楽しんだらどう」と紹介したくなって当然だ。お客さんといっしょに製材所に木材を買い付けに行ったり、探し出した古材を使って喜んでもらっている（岩手：(有)杢創舎）、未完成で引渡し、お客さんといっしょに完成させる（山形：(有)親和創建）、新しい暮らしを創る楽しみをいっしょに味わってもらっている（宮城

：(有)ツーベアホーム）など、例は多い。

仕事熱心になると〝お客さんが喜んでくれるだろうか〟と考えられるようになり、いろいろな例となってあらわれる。〝やっています〟だけではなく、どうすれば喜んでもらえるかと工夫している。

お客さんを楽しませるのは贈り物、行事だけではない。お客さんの心配、不安を解消してあげればいい。はじめて家を建てる人が圧倒的に多いし、誤った情報すら流れているのだから、不安を抱えるのは当然である。この不安を解消できるのは、経験も技術も豊かな地場工務店ではないだろうか。「私どもの建てた家での暮らしを見てください。私どもの仕事を見てください」といって安心してもらえばいい。忙しく動き回る社長を見かねて、地域の応援団が内覧会で説明役を買ってでている（青森：(有)斎下建業）のも効果的だし、ＯＢ客にお願いしている例も多い。

ある施主に訊ねたことがある。「家を建てるときなにが楽しかったか」と。

「考えだすと、わからない点や不安がたくさんでてくるのです。それをいちいち地場工務店に投げかけると、回答がすぐに来るのです。私の知識も徐々に豊かになり、しかも、このやりとりが家に結びつくのかと思うと、こんな楽しいことはなかった」と返事が返ってきた。また、別の人はいった。「二〇数社訪ねたが、私の質問にまともに答えてくれなかった。あの会社は満足いく答えで私を安心させてくれたから、決めた」。

かわら版を使うのもいいだろう。かわら版を発行するにしても、その内容、配り方にも工夫があってもいいはずだ。読んでもらうのが目的なはずで、配る折にお客様の情報をどのように仕入れるかもポイントだ。配り方にもそれぞれノーハウをもっているのだ。かわら版が営業マンになっている地場工務店もある（秋田：㈱長老森施工、新潟：㈱カヤノ）。施主の生涯一度の体験を祝福しながら想い出深いものにするために、契約式、着工式、地鎮祭をやる地場工務店も多い。お客さんを訪れたら、すぐにお礼のハガキを書く例（山形：㈲ロイヤルハウス）や、工事の区切りごとに現場監督がハガキで連絡する例（香川：㈱山倉建設）もある。電話、電子メールと違い、「わざわざ書いてくれたの！」と印象はまったく違ったものとなる。

もちろん、皆さんコストダウンに努めている。時間の無駄を省く手法を考えて成功しているところが多い。〝専門家には専門の仕事を〟に徹している（山形：㈱トータルハウジング夢空間）、建材の種類と価格を研究し、さらに問屋からの材料引取りを週一回にしている（新潟：㈲RYO建築事務所）、骨組みのパターン化で作業効率をあげている（秋田：八ツの森の住箱協）などがある。

施主にとって大変なもののひとつが引越しで、建替えともなると二度になる。だから、引越しを手伝うところ（宮城：㈱高橋工務店）がある。新築ともなると親戚も手伝いに来ており、その人たちに「すごいね」と、新しい家だけでなくサービスにも感心してもらえる。それだけではない。建替え時に入る住宅も用意してある。家賃は五カ月間で十万円、引越しも高橋工務店。これでは感謝しない人はいないし、見事に隠れ社員になってくる。

お客さんが隠れ社員に変わるのには、先のような場合もあるし、社長、社員の仕事ぶり、生活姿勢を見ての場合もある。自分にないものをもっている、自分でしたくてもなかなかできないことをする姿を見ると、人は感心し、惹きつけられていくものだ。

光る地場工務店の社長はお客さんのためにいい家を建てるだけでなく、その気持ちをさらに社会奉仕にまで発展させる場合が多い。誰もが、ボランティアをしたいと思うし、すべきだとも考えている。しかし、実行に移している人は多くはない。いろいろな理由があるのだろう。だから、ボランティアをしている人を見ると、自分はできないが、えらい、美しい姿だと思う。自分ができない分だけ、より美しいと思う。もちろん、ボランティアをしている人々は、そんな損得を考えてはいないことはたしかだし、そのようなことを目的にしていては長続きするはずがない。その姿を見れば「すごいね！」「えらいね！」から、その人を信用、信頼するようになり、家づくりもあの人なら任せられるとなるようだ。

地場工務店で最も大切なことは、自社の存在を地元に知ってもらうことだろう。黙々とボランティアをしている姿を見ると、人は感謝する。口には出さないが、心で感謝し、心に焼き付いているはずだ。金をかけないで、すばらしい効果をあげていると、私は考えている。おまけに、それを見た人はほかの人にも伝えてくれる。いいクチコミとして広がっていく。金をかけないでも、人に知ってもらえるのだ。

自社の会議室を町内会、お茶の勉強会などに開放したり（青森：日野建ホーム㈱）、町内会から地域の神社修復を頼まれたり（山形：㈱加藤住建）、建築現場だけでなく、周辺の道路まで掃除している（宮城：㈱曽根建業）。少年野球の監督に推され、全国大会に行くまでに強化した社長（宮城：㈱ヒノケン）がいる。練習だけでなく礼儀、マナーなど社会人としての訓練も積ませたことで、親に感謝されている。自社のモデルハウスを学生の教材として提供している（宮城：㈱セレック大友）。生まれ育った街をきれいにしようと、美化のポスターを街中に貼ったり、駅や公園の便所掃除まで買って出ている（香川：㈱山倉建設）。自社の技術・ノーハウを地域の工務店に伝え、地域の工務店のレベル向上のために、講習会を十回も開いた（山形：㈱佐々木工務店）。地域の地場工務店組織化の中心になり、苦労しながらまとめている（新潟：㈱サンウッド新潟、㈱松井工務店）。こんな姿勢を見たら、人が信用してくれるのは当たり前だろう。「ああいうことをする社長の会社だから」とわざわざ注文に来たお客さんもいる。

先日も、ある地場工務店からお礼をいわれた。私の勧めで、母校の小学校の修理ボランティアをやったら、そこの校長先生が定年退職したとき、「自宅を建ててくれ」と注文に来られたそうだ。もっと徹底している人（秋田：佐々木建築設計事務所）もいる。「なにか寄付しましょうか」と市に話したら、「道路脇の雪除去をお願いできればありがたい」との返事だった。雪深いその市では、市が早朝に道路の除雪をする。雪の一部が道路の両脇に積み重なって残り、そこの住民が道路に車を出そうとすると再度車分の通路を自分で除雪することになる。高齢者などにとっては大変な作業になる。

中古のブルをわざわざ購入し、市の除雪のあとに町内の道路脇の雪を運び出している。もちろん、ボランティアである。夏は邪魔になるだけのブルが冬にはフル回転し、社長は冬になると早起きになる。町内の人々が感謝するのは当然で、町で会えば丁寧に挨拶され、夏にはビールが届き、仕事まで舞い込んだこともある。この町内で〝道路の雪〟が話題になれば、必ずこの佐々木社長の名が出るし、こんないい話はすぐに広まる。

光る地場工務店はお客さんの気持ちを大事にしている。なにはさておき、お客さんの考えを教えてもらおうとする。だから、地場工務店側は質問するだけで、お客さんだけに話をしてもらうことだってある。考えてみれば当然だろう。お客さんの家に対する想いやこだわり、どんな暮らしをしたいのかはお客さんが一番よく知っており、はじめて話を聞く地場工務店にはまったくわからないのだから。ひとくちに暖かく冬をすごしたいといっても、温度に対する感覚は人によってまったく違っているし、家族の暮らし方もまったく異なっているからだ。

その想いをすべて教えてもらって、はじめてプランや設計の段階へと進められるのだから、お客さんとの話し合いを五十回以上（岐阜：㈱ヤマジョウ建設）やっているところもあれば、百項目以上の質問表を用意している（沖縄：㈱T&T）ところもある。

だが、用意してきたことはすべていわなければと、こちらの気持ちを無視して説明する営業マンが多いのも現実である。とくに女性のお客さんには、こんな営業は失格である。家計を握っているのは女性であり、家を建てるか否かを決めるのも、どの地場工務店にするかを決めるのも女性の場合が多い。それなら、決定権をもつ女性の心をいかにつかむかを工夫しなければならない（秋田：池田建設）。女性に魅力を感じてもらえる家づくりも提案しなければならない。

女性が家の中で苦労しているのはなにか？　それは水周りの仕事、掃除、収納である。その苦労から開放される暮らしを提案できれば、関心を向けてもらえることは間違いない。しかも、具体的に説明できれば申し分ない。すでに、この苦労から開放されている主婦から説明してもらえば、体験をもとにした実感がこもっているから効果はより大きい。内覧会での説明をＯＢ客にお願いしている地場工務店は多い。

むずかしい言葉を使っての説明はしないほうがましだ。〝高気密高断熱〟などは誰でも知っていると思い使う人が多いが、これも好まれない。しかも、その内容が人によって違うのであてにならない。専門用語を使わないでお話しすれば、スッと受け入れてもらえる。目に、頭に、思い浮かべられるように話すと、さらに効果は大きい。

「部屋の上下での温度差は小さい」というより、「立ち上がっても、頭が暖かくなることはないんですよ」「床に寝転んでも寒くないんですよ」と話せば、スーッと受け入れてもらえる。ふだんの生活での感覚で説明しているからだ。「その理由は、部屋の上下での温度差が小さいからです」とあとから加えれば、説明はより正確になるし、相手も納得できる。

また、話をすぐに理解し、すぐに反応する人ばかりではない。じっくり考える人もいるだろうし、なにかの折にハッと思い出して考えることだってあるだろう。そのお客さんにとっては〝今が、それへの関心が最も高い状態〟なのだから、電話してみようとなるのだ。それへの応対をどうすればいいのだろう。すぐに応答することがなによりも必要になる。お客さんは今知りたいのだ！　今すぐ答えられなくてもいいから、「明日の朝にはご連絡しますと」約束すればいい。期待した応答がないと「なーんだ、あの工務店は」となる。

こんなことが、お客さんの気持ちを察した応対の一例になるのだろう。〝お客様は神様〟などといいながら、お客さんの気持ちを察することができない人や工務店が多いのも事実だ。

リフォームで独自性を発揮している地場工務店も多い。断熱リフォームともいわれているが、リフォームで生活までも変えてもらおうとするもので、家の一部のみを高気密、高断熱、計画換気の居住部分にする方法である。例えば、二階建ての家の二階部分は手をつけず、一階部分のみを断熱リフォームする。夫婦二人だけであれば、一階部分の面積で十分で、二階は物置と考えればいい。新築に比べて、費用は大きく減るだろうし、工期も短くなる。それで、日々の生活の質はぐっと高くなる。暮らしを見直すことにもつながる。二五社の多くが取り組んでいる。

最後に最大の共通点に触れよう。社長との話は、営業、PRなどにわたることが多い。「そんなノーハウを載せてもいいのですか」と確認すると、答えは必ず「どうぞ!、今まで真似されて困ったことはありませんから」である。

どうして真似をしないのだろうか、と不思議に思っている。同じ業種の、同じ規模の会社でうまくいっている手法を、なぜ真似しないのだろう。自分で考え出すよりはるかに確実で、楽なのに。ある人がいった。「真似するにも、それなりの力がないとだめなのです」と。

それとも、ある期間努力したが、成果が出なかったのでやめた、のかもしれない。だが、努力

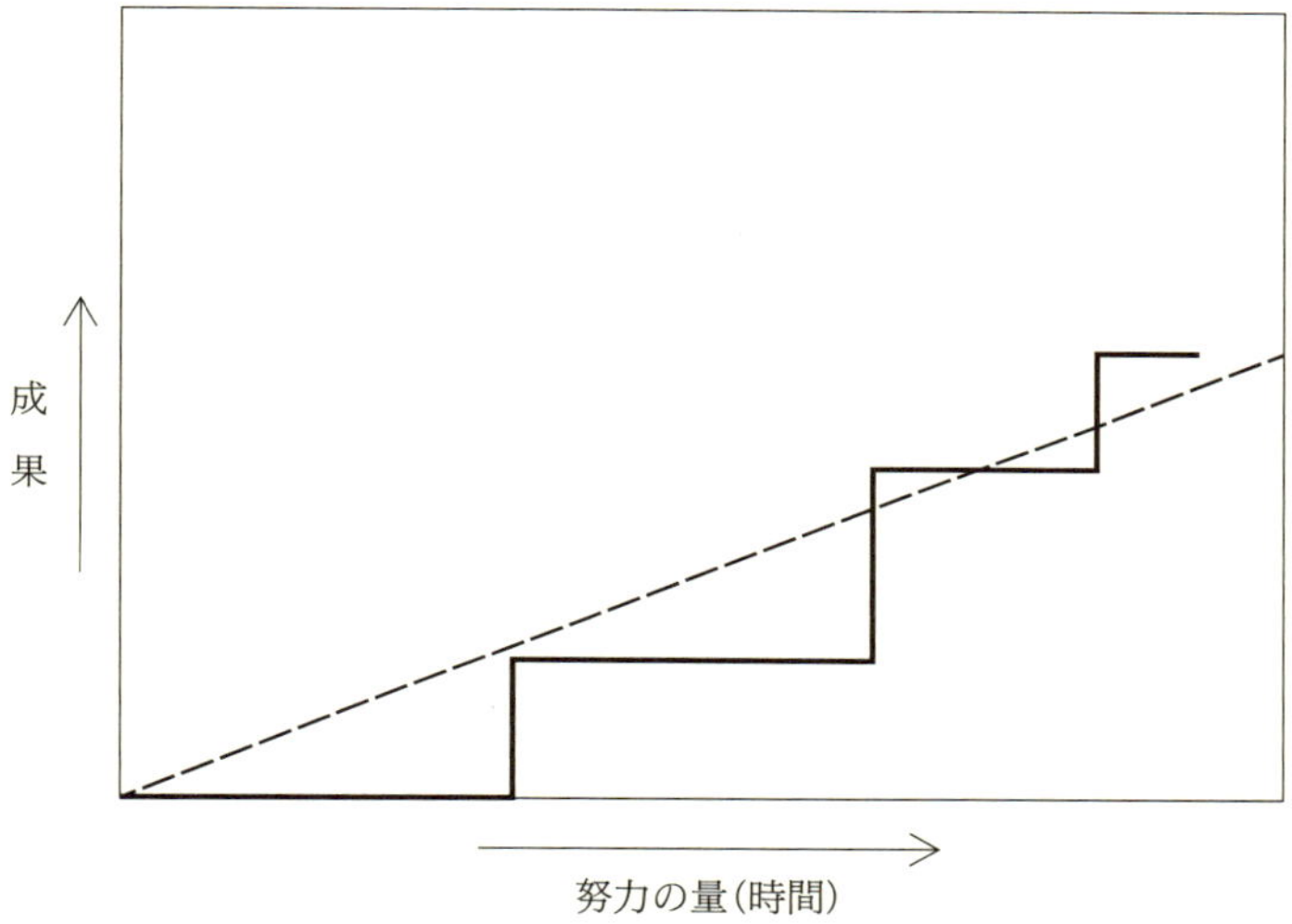

図１　努力の量と成果との関係

が成果にすぐ結びつくと考えるのは、甘すぎるように私は思う。努力を積み重ねれば、成果が現れるだろうと人は期待しているが、そんなことがこの世でいつも起こっているだろうか。少なくとも、私の身の回りでは起きていない。

図にするとわかりやすい（**図１**）。鎖線は努力する期間に応じて成果があがるとする期待である。だが、現実味は少ない。ないといってもいい。実際は、直線のように階段状に成果が現れると、私は思っている。ある期間努力を続けても目に見える成果は現れないが、いつの間にか成果が出ているのに気がつく、というのが現実ではないだろうか。

こう考えると、世の中を理解しやすい。毎日一円ずつ貯めても、百円の缶ジュースを買えるのは百日後なのだ。ただ、困ったことは、成果が現れないのに、我慢しながら努力を続ける期間の長さが、事前や途中では誰にもわからないことだ。この期間が終わってはじめて、「今までがその期間だったのだ」とわかる。人はこの期間の長さに耐えられなくなり、やめてしまう。もうちょっとで、成果に結びついたかもしれないのに。そうなると、自分の決めた途を成果が出るまで歩き続けるしかないし、やめたら今までの努力が水の泡になる。やはり、〝継続は力〟は真理だ。

私自身も、大いに勉強、認識させてもらった。まったく知らない、経営、営業のむずかしさを感じることができたのは、実にありがたかった。そのうえ、その基本が「ヤル木にコン木を接ぎ木して、毎日ナニクソという肥やしをたっぷりやる」であることを、事例をもとに再確認できたことは、なによりもありがたかった。私にも自信を与えてくれた。(『日本住宅新聞』二〇〇四年一二月五、一五、二五日号〝金のなる木を育てている二五社を訪ねて〟をもとにした)

2 「レポート：健康を回復させた家」

二〇〇五年六月から、〝レポート　健康を回復させた家〟というタイトルで、健康住宅訪問記を月一回のペースで『日本住宅新聞』に載せてもらっている。かねてから、〝地場工務店は予防医学の町医者〟を私の信条にしているが、それは数多くの実例をもとにしている。

各地の地場工務店の建てた健康住宅を見せていただく機会が多いが、その折に当然住んでいる方とも話は広がる。〝よく眠れるようになった〟、〝子供のぜん息が軽くなった〟、〝冷え症が気にならなくなった〟などの声が多いのに気がついた。ぜん息の子をもつ親が、気管支を通る空気量（ピークフロー値）を毎日調査をしていたが（医者の指示で）、その量が入居後三〜四カ月で劇的に変化したと話してくれた。その値が転居前の二六五（リットル／分）から三三四（同）に向上していたのだ。気管支を空気が通りやすくなったからだ。その子供を診断したことがない、小児ぜん息の専門家にそのデータを見せたら、〝ぜん息が治ったといってもいいほどですね〟と、いわれたという。子供の医療費も四分の一に減っている。医者がそういうくらいだから、素人がみたら治ったと思っても不思議ではない。

こんな例がだんだんと多くなってきた。私は医者ではないので、治ったかどうかはわからないが、少なくともからだの調子が大幅に良くなってきていることだけはわかる。なにしろ、ご本人がいっているのだから。

「この家のおかげです！」という人が多い。それだけ、住む人に感謝されているのだ。家そのものだけでなく、室内環境による生理的、心理的な面なども影響しているだろうが、建ててくれた地場工務店にも感謝している。安くしてくれた、見栄えがいい、などというよりも、家族全員がなんらかのかたちで恩恵を受けているのだから、感謝の度合いも比較にならないほど大きいだろう。そのような例を聞きつけて、「あの地場工務店に頼もうと決断した」という施主の例も多いと聞く。隠れ社員として営業活動をしてくれたわけだ。健康面が好転したというのは、施主に最も感謝される点だから、逆に考えると、お客さんの心に最も強く訴えるポイントとなるはずである。

しかし、施主の変化に関心をもたない工務店もいる。「こんな施主はいらっしゃいませんか」と社長に聞いても、「さー」としか返ってこない場合もある。施主の状況に関心がないのだろうか、それとも接点がなくなっているのだろうか。あるいは、施主にそのような変化が起こりうることすら、社長が知らないのかもしれない。

このような事実をお知らせすれば、これから家を建てようとする方には前向きな情報となるし、このような家を建てている地場工務店にとっては、いいクチコミの材料になるだろう。いずれにしても、日本の住宅事情を前向きに変える力になればと、レポートを始めた。

すでに、このために二十軒ほどお訪ねしているが、体調の顕著な変化に私自身あらためて感動している。室内環境がこれほど大きく健康状態に影響していたのかと再認識するとともに、体調の好転の早さにも驚く。移り住んで数カ月で、変化が現れるというより、からだの不調を忘れているのである。医者にかかっても好転しないでさんざん苦労してきたのに、薬をのむのを忘れていたという。薬をのまないでもなんともないから、こんな発言となるのだろうが、やはり薬など飲まないのが正常な姿なのだと強く感じる。

人はもともと、病気になるのを防いだり、病を治す能力を備えている。免疫力や自然治癒力がそれに相当するだろう。それが損なわれるから病気になりやすくなるのだ。その原因は多いだろうが、そのひとつに住宅（室内環境）があげられるだろう。とにかく、住宅の中にいる時間が最も長いのだから。その住宅が、生理的にも、心理的にもいい条件を備えていれば、治癒力は大いに発揮されるのだろう。

からだの調子が好転し、ご当人はもちろん喜んでおられるが、その喜びを表す言葉にうたれるとともに、いかに人知れず苦しんでおられたかと、思い知らされる。

「ほかの人と同じことができるのが、うれしいのです」、アトピー性皮膚炎に苦しんでいた方の発言です。若い女性なのに、スカートをはくことができず、風呂に入ることを考えると修学旅行にもいけなかった。今は、親元から離れて進学するだけの自信もできた。世の中が急に明るくなったような思いではないだろうかと、喜びを共感できる。彼女の新しい人生が始まったのだ。

「買いもので金を払うときも、手のひらを見せないような工夫をしていた。そんな気遣いがいらなくなったのです」。アトピー性皮膚炎から解放された方の言葉です。

「からだを動かしたくてたまらない気持ちになるのです」。何をするにも、からだの調子が悪化しないようにが今までは大前提だったが、今は、なんでもできる自信が出てきた若い方の発言です。すべてに前向きになれる心に変わったとの発言には、家の力の大きさを再確認したくなる。家はこれだけの力をもっているのだ。

ひざの痛みがなくなった(秋田：田村建業)、冷え症から解放された(山形：㈱トータルハウジング夢空間)、脳梗塞寸前から回復した(新潟：宮村組)、アトピー性皮膚炎から解放された(新潟：(有)RYO建築事務所、富山：(有)大藪建設、山形：(有)東住宅産業)、ぜん息の子が元気になった(秋田：佐々木建築設計事務所、(有)浅田工務店)、木の癒しを生かした木造の医院の評判がいい(山形：(有)親和創建、沖縄：㈱T&T)などを、紹介している。

家の中がどこでも暖かいので、リューマチ、神経痛、冷え症などのからだの冷えによる病が好転するだろうことは、容易に想像できる。また、計画換気により、結露がなくなりカビが少なくなり、さらにはダニも減るだろう。室内空気汚染も、その濃度が低くなるだろうから、アレルギー性皮膚炎、アトピー性皮膚炎、花粉症、ぜん息などが好転するのも理解できる。

記事の一部を抜粋して紹介しよう。

《Yさん（28歳）は苦しめられた病から解放され、「動かないではいられない」、「とにかく活動したい」、とからだだけでなく気持ちも前向きになっている。「一年前の自分が信じられない」と、心身ともに爽快になっていく喜びを表現している。

Yさんが昔住んでいた家は、京都府下の築後百年、七〇坪の家だったが、夏に暑いだけでなく、冬の寒さも相当なものだった。結露もひどく、天井には黒いカビの集団があちこちにへばりついていたそうだ。周囲の家が皆同じなので、それが当たり前だとYさんは思っていた。

そこで生まれ育ったYさんさんは、赤ん坊のころからアトピー性皮膚炎となり、抗生物質入りの軟膏を塗ってきた。小学校時代からスギ花粉症にかかり、高校生になるとさらにアレルギー性結膜炎を発症した。まさに、室内空気原因と考えられる症状のオンパレードだ。

スギ花粉症がひどかった。鼻炎カプセルを飲むと症状はおさまるが、それも数時間しか効かないから、一日三回の服用になる。症状を抑えるだけで好転するわけではないが、服用を続けると今度は胃の働きが悪くなり、胃腸薬も飲むようになる。さらに、副作用で眠くもなる。授業中であれ、会社での仕事中であれ、コックリ、コックリするようになる。眠くなるのではたまったものではない。

アレルギー性結膜炎もひどかった。まぶたがはれて紫色に、目が真っ赤になり、目を開けていられなくなる。目薬で対処するが、ただ症状を抑えるだけだ。写真をとられるのを避けていたが、主役となる結婚式ではそういうわけにはいかない。メーキャップして記念写真を撮ったそうだ。

新居に移って健康状態がガラッと変わったという記事が心に残り、家に対する認識を新たにした。からだを好転させるのだから、高気密、高断熱、計画換気という家の条件が先に決まった。価格も安くはないこともわかっていたが、Yさんの苦闘を目にすれば、健康も財産だと考えるようになった。

オール電化の家が完成、転居した。突然体調がよくなるわけではないから、ご本人もなかなか変化に気がつかない。〝そういえば〟ということになる。春になっても、スギ花粉症の薬も使わないでいるのに気がついた。アレルギー性結膜炎も奥さんにいわれるまで、気がつかなかったという。目薬も買いに行かないですんでいるので治ったのではと、本人はのんびりしている。

毎日軟膏を塗っていたので、アトピー性皮膚炎の変化には気がついたという。転居後、一〜二ヶ月で塗る面積が少なくなっていくのに喜びを感じていたが、そのうち薬をつけるのを忘れているし、塗らないのが当たり前になっていた。「あれ！なおっている」という感じだったという。

医者に通っても好転すらしなかった症状が、本人も気がつかないうちに良くなっているのだ。

〝この家のおかげです〟といっていいだろう。本来、家はこれだけの力をもっているのだ。》（京都・㈱ベストハウジング）（『日本住宅新聞』二〇〇六年二月一五日）

このような例は珍しくはない。全館暖房の家に移って子どもが生まれたという話もあった。一家族の例だけではない。宮城・㈱ヒノケンの建てた隣接の三軒で、転居後一、二年内に子どもが生まれているのである。上の子と五、六歳離れた子どもばかりである。〝必ず生まれますよ〟などとはいえないが、楽しい事実ではないだろうか。こんなことで、少子社会から抜け出せるようなことになれば、日本の将来も明るくなるのだろうが。

こんな記事が業界新聞にのると、地場工務店は喜んでくれるし、施主もまんざらではない。仲間からも載っていたねといわれる。見込み客にお見せすれば、訴える力も大きくなるだろう。

医者に通ってもどうにもならなかったのが、いい家に住むだけで体調が変わったのだ。すごいことは、それが医療費をまったくかけずにできたのだ。高齢社会になり、日本の医療費が急激に増えているので、医療制度の見直しが進められている。病院の窓口で払う金も増えてきている。その時代に、医療費ゼロでよくなっているのだ。住宅が福祉の原点といわれるのも、ここに理由がある。いずれにせよ、こんなうれしい話はない。

しかも、この家に住めば、体調の悪い多くの人が、同じように好転すると考えてもいいだろう。

医者のくれる薬と違い、この薬はいつまでも、誰にも利いてくれるのだ。住めばいいだけなのだから。しかも、病気を治すだけではなく、病気にならないようにしてくれるのだから、こんなありがたいことはない。家族の体調が悪くなるのも防いでくれるはずで、予防医学の砦なのだ。これは予防医学そのもので、医療の本筋といってもいいだろう。それを家がしてくれるのだ。

いい家を建てる地場工務店には、〝予防医学の町医者〟の自覚をもってくれといっている。町医者は患者と長く付き合い、からだの変化をつねにみつめ、その変化に対応する努力をしている。事前に注意もしてくれる。これと似た仕事なのではないだろうか。

あとがき

人々の暮らしになによりも大切なのは、安全と健康だと私は思っている。だから、数次の健康住宅研究会・全国健康住宅サミットで勉強もしたし、健康住宅についても考えている。だから、このことを住み手にも、地場工務店にも、考えてほしいと願っている。

課題は、安全・健康に暮らすための知恵であり、手法であり、対策などのソフト面である。さらに、そこから、家に必要な性能が導きだされてくる。そこではじめて、それを実現するための手段としての、気密・断熱・換気の出番がやってくるのが順番である。これらのソフト面を集約したのが健康住宅ともいえる。

健康住宅が日本の住宅に関する諸問題を解決できると信じている。このように考えるようになったのは一〇数年ほど前からだが、時間が経つとともに、関連データが集まってくるほどに、確信をもてるようになった。日本の医療費や介護問題を解決する、強力な手段であることはいうまでもない。実例も多い。

新潟県を含めた東北地方での、地場工務店の結束がしだいに強くなってきている。関西などにも広がり始めている。工法の違う工務店同士がまとまり、徐々に力をつけてきている。同業者同士が話し合うことすらすばらしいのに、協力しあうまでになってきている。この力と健康住宅とが結びつけば、日本の住環境も好転してくるだろうと期待している。

地場工務店が力をつけてほしいという私の願いが、徐々に実現されているような気がしている。

〝地場工務店は予防医学の町医者〟なのだ。

注及び参考文献

1 東北電力株式会社ホームページ。

2 山本里見『住む側からの家づくり』川口印刷・クラシェコ編集室、一九九五年。『この家があなたを守る』(有)リヴァープレス社、二〇〇〇年。

3 早川和男『居住福祉』岩波新書、一九九七年、早川和男『住宅貧乏物語』岩波新書、一九七九年　など。

4 厚生労働省大臣官房統計情報部『人口動態統計　二〇〇六年』。

5 同右。

6 東京都老人総合研究所ホームページ。

7 ＢＢベンチレーション社（スウエーデン）技術資料。

8 安保徹『安保徹の新理論　体温免疫力』ナツメ社、二〇〇四年　など。

9 『マイホーム新築融資利用者調査報告』住宅金融公庫、一九九二年。

10 山本里見、前掲『この家があなたを守る』。

11 住まいの文化シリーズ編集委員会編『住まいの文化シリーズ　住まいとくらしの安全』理工図書、一九九六年。

12 野原清章『子供を環境汚染から守ろう』主婦の友出版サービスセンター、一九八〇年。

13 山本里見、前掲『この家があなたを守る』。

「居住福祉ブックレット」刊行予定

☆既刊、以下続刊(刊行順不同、書名は仮題を含む)

☆ 1	居住福祉資源発見の旅	早川　和男(神戸大学名誉教授)
☆ 2	どこへ行く住宅政策	本間　義人(法政大学教授)
☆ 3	漢字の語源にみる居住福祉の思想	李　　恒(長崎総合科学大学助教授)
☆ 4	日本の居住政策と障害をもつ人	大本　圭野(東京経済大学教授)
☆ 5	障害者・高齢者と麦の郷のこころ	伊藤静美・田中秀樹他(麦の郷)
☆ 6	地場工務店とともに	山本　里見(全国健康住宅サミット会長)
☆ 7	子どもの道くさ	水月　昭道(立命館大学研究員)
☆ 8	居住福祉法学の構想	吉田　邦彦(北海道大学教授)
☆ 9	奈良町《ならまち》の暮らしと福祉	黒田　睦子((社)奈良まちづくりセンター副理事長)
☆10	精神科医がめざす近隣力再生	中澤　正夫(精神科医)
☆11	住むことは生きること	片山　善博(鳥取県知事)
☆12	最下流ホームレス村から日本を見れば	ありむら潜(釜ヶ崎のまち再生フォーラム)
☆13	世界の借家人運動	髙島　一夫(日本借地借家人連合)
☆14	「居住福祉学」の理論的構築	柳中権・張秀萍(大連理工大学)
☆15	居住福祉資源発見の旅Ⅱ	早川　和男(神戸大学名誉教授)
16	高齢社会の住まいづくり・まちづくり	蔵田　　力(地域にねざす設計舎)
17	シックハウスへの挑戦	後藤三郎・迎田允武(県境住宅居住推進協会)
18	ウトロで居住の権利を闘う	斎藤正樹＋ウトロ住民
19	沢内村の福祉活動―これまでとこれから	高橋　典成(ワークステーション湯田・沢内)
20	居住の権利―世界人権規約の視点から	熊野勝之(弁護士)
21	農山漁村の居住福祉資源	上村　　一(社会教育家・建築家)
22	スウェーデンのシックハウス対策	早川　潤一(中部学院大学准教授)
23	中山間地域と高齢者の住まい	金山　隆一(地域計画総合研究所長)
24	包括医療の時代―役割と実践例	坂本　敦司(自治医科大学教授)他
25	健康と住居	入江　建久(新潟医療福祉大学教授)
26	地域から発信する居住福祉	野口定久(日本福祉大学教授)

(ここに掲げたのは刊行予定の一部です)

著者紹介

山本　里見（やまもと　さとみ）

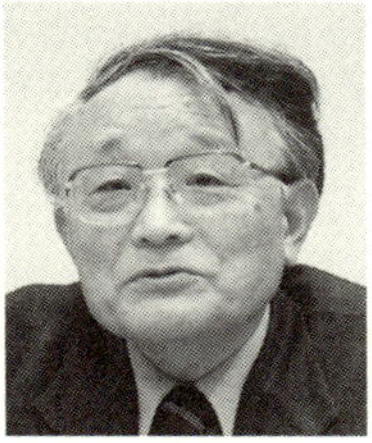

1935年　仙台市に生まれる
1957年　東北大学理学部化学科卒業
現　在　東北住環境研究室代表
　　　　健康住宅研究会会長
　　　　全国健康住宅サミット会長

主な著作

『住む側からの家づくり』（川口印刷工業）、『この家があなたを守る』（リヴァープレス社）、『家族の愛のために、建築のできること』（共著、リヴァープレス社）。
『日本住宅新聞』：「レポート　金のなる木を育てている工務店」、「レポート　健康を回復させた住まい」。

（居住福祉ブックレット6）
地場工務店とともに：健康住宅普及への途

2006年5月30日　初　版　第1刷発行　　（検印省略）
2008年5月30日　初　版　第2刷発行

＊定価は裏表紙に表示してあります

装幀 桂川潤　発行者 下田勝司　印刷・製本　中央精版印刷

東京都文京区向丘1-20-6　郵便振替00110-6-37828
〒113-0023　TEL（03）3818-5521(代)　FAX（03）3818-5514　株式会社 東信堂（発行所）
E-mail：tk203444@fsinet.or.jp
Published by **TOSHINDO PUBLISHING CO., LTD.**
1-20-6, Mukougaoka, Bunkyo-ku, Tokyo, 113-0023, Japan
http://www.toshindo-pub.com/
ISBN978-4-88713-682-3 C3336

「居住福祉ブックレット」刊行に際して

安全で安心できる居住は、人間生存の基盤であり、健康や福祉や社会の基礎であり、基本的人権であるという趣旨の「居住福祉」に関わる様々のテーマと視点――理論、思想、実践、ノウハウ、その他から、レベルは高度に保ちながら、多面的、具体的にやさしく述べ、研究者、市民、学生、行政官、実務家等に供するものです。高校生や市民の学習活動にも使われることを期待しています。単なる専門知識の開陳や研究成果の発表や実践報告、紹介等でなく、それらを前提にしながら、上記趣旨に関して、今一番社会に向かって言わねばならないことを本ブックレットに凝集していく予定です。

2006年3月

日本居住福祉学会
株式会社　東信堂

日本居住福祉学会のご案内

〔趣　　旨〕

人はすべてこの地球上で生きています。安心できる「居住」は生存・生活・福祉の基礎であり、基本的人権です。私たちの住む住居、居住地、地域、都市、農山漁村、国土などの居住環境そのものが、人々の安全で安心して生き、暮らす基盤に他なりません。

本学会は、「健康・福祉・文化環境」として子孫に受け継がれていく「居住福祉社会」の実現に必要な諸条件を、研究者、専門家、市民、行政等がともに調査研究し、これに資することを目的とします。

〔活動方針〕

(1) 居住の現実から「住むこと」の意義を調査研究します。
(2) 社会における様々な居住をめぐる問題の実態や「居住の権利」「居住福祉」実現に努力する地域を現地に訪ね、住民との交流を通じて、人権、生活、福祉、健康、発達、文化、社会環境等としての居住の条件とそれを可能にする居住福祉政策、まちづくりの実践等について調査研究します。
(3) 国際的な居住福祉に関わる制度、政策、国民的取り組み等を調査研究し、連携します。
(4) 居住福祉にかかわる諸課題の解決に向け、調査研究の成果を行政改革や政策形成に反映させるように努めます。

学会事務局・入会申込先

〒466-8666　名古屋市昭和区八事本町101-2
中京大学　総合政策学部
岡本研究室気付
TEL　052-835-7652
FAX　052-835-7197
E-mail　yokamoto@mecl.chukyo-u.ac.jp